今日が人生最後の日だと思って生きなさい

ホスピス医 小澤竹俊

アスコム

はじめに

二〇年ほど前、全国に一〇か所程度しかなかったホスピス病棟の一つである横浜甦生病院ホスピスで働き始めて以来、私は数多くの患者さんの「看取り」に関わってきました。


人生の最終段階の迎え方は、人によってさまざまです。

酸素吸入器をつけながら息子さんの結婚式に出席したお父さんもいました。

「先に亡くなったおじいさんがあの世で待っているから、死ぬことは怖くない」というおばあさんもいました。

生き別れになっていたお子さんと、二〇年ぶりに再会した方もいました。

でも実際には、穏やかに、幸せに死を迎えられる方ばかりではありません。

中には、酒もたばこもやらず真面目に働き、マイホームを購入した矢先にがんが見つかり、「どうして私が病気にならなくてはならないんですか！」と叫んだ患者さんもいました。

一人でトイレに行けなくなった患者さんに、「これ以上生きていても辛いだけなので、早く死なせてください」とお願いされたこともあります。

こうした患者さんの心の叫びに、医者も、医学も、満足に応えることはできません。苦しむ患者さんに対し、何もできない自分に私自身苦しみながら、ただただそばにいるしかないのです。

しかしある日私は気づきました。

「たとえ役に立てなくても、その場から逃げず、共に苦しみを味わうことで、患者さんのお手伝いができるのではないか」と。

そんな私の前で、多くの患者さんたちが、「奇跡」とも言いたくなるような変化を見せてくれました。

「早く死なせてほしい」と言っていた患者さんが、ホスピスで日々を過ごすうち、「動けなくなった自分でも、生きていて良いのだ」と考えるようになったり、健康なときには、何よりも仕事を優先していたお父さんが、家族の大切さ、ありがたさに気づいたり。

「今まで生きてきて、華々しいことは何もなかった」と言っていた患者さんが、死を前に「自分がやってきたことが、家族や会社、社会の役に立っていた」と気づき、自分の人生を肯定できるようになったというケースも、数多くあります。

人生最後のときが近づくというのは、究極の苦しみです。

しかし人は、その苦しみの中から多くのことを学びます。
自分が生きてきた、本当の意味。
自分を穏やかな気持ちにさせてくれるもの。
一人で抱え込んでいたものを手放し、誰か、あるいは何かにゆだねる大切さ。
そういったことに気づき、幸せとは何かを知るのです。

患者さんたちが、人生の最終段階で気づく、大切なもの。
それは死ぬためではなく、患者さんが今を生きていくための「支え」となります。

そして私やみなさんにも、生きる支えとなっているものが、必ずあります。
人生から苦しみをなくすことはできませんが、「自分にとっての支えは何か」がわかれば、きっと少しだけ穏やかに、幸せに、日々をすごせるようになるのではないかと、私は思います。

今日が人生最後の日だと思って生きなさい

目次

第二章

人生最後の日に何をするか

第三章

苦しみから、人は多くのことを学ぶ

第一章

明日の自分に宿題を残さず、今日を生きる

「最後の日」を正しく迎えるために、一日一日をきちんと終えていく

命が終わりかけたとき、その人が生きた意味がわかる

まず初めに、お訊《き》きします。

もし今日が人生最後の日だとしたら、あなたはどう生きたいですか？

最後の瞬間まで、仕事に全力を注ぎますか？

それとも、愛する家族とともに過ごしますか？


答えはおそらく、人によってさまざまでしょう。

どのような答えであろうと、あなたが選んだものが、あなたにとっての正解であり、あなたにとって「本当に大切なこと」です。


私は大学卒業後、救急救命センターや農村の町立病院、ホスピス病棟での勤務などを経て、二〇〇六年、在宅医療を専門とした「めぐみ在宅クリニック」を開院しました。

めぐみ在宅クリニックは、「どんな病気であったとしても、どこに住んでいても、安心して最期を迎える社会を目指します」を理念とし、病気や老衰などにより通院が難しくなった方のために、積極的に訪問診療を行っています。

訪問医療で行うのは、診察や検査、処方や生活指導だけではありません。苦しみを抱えている患者さんが、少しでも穏やかに日々を過ごせるようにすることも、大事な仕事です。

人生の最終段階を迎えた人が穏やかな気持ちになるためには、身体の痛みが少ないこと、心の苦しみが和らぐことが必要不可欠です。

私たちは、そのお手伝いができるよう、力を尽くしています。

死が目前に迫ったとき、多くの患者さんは「自分には時間がない」「明日はこないかもしれない」という思いに苦しみます。

人はふだん、「明日がある」と思っているからこそ、夢や希望を抱いて生きていくことができます。

「明日がない」というのは、究極の絶望なのです。

しかし、そのような中で、人はただ苦しむのではなく、大切なことを学びます。日々の忙しさやさまざまなしがらみ、思い込みなどから解き放たれ、「人生の最後を穏やかな気持ちで過ごすには、何が必要か」を真剣に考えるようになり、自分にとって「本当に大切なこと」に気づくのです。

私がこれまで看取ってきた患者さんの中には、身体にたくさんの管をつけながら、本当に動けなくなるギリギリの瞬間まで仕事をしていた女医さんもいました。

可能な限り、会いたい人に会うことを選んだ人もいます。

一方で、特別なことは何もせず、家族や愛する人とともに、静かに最後のときを迎えた人もいます。

私はそんな患者さんたちに、決して「仕事をするより、家族と過ごす時間を優先させましょう」「やり残したことを頑張って片付けましょう」などとは言いません。

人によって、大切なもの、生きる支えとなるものは異なります。

患者さん自身が心から望む「ありのまま」を尊重すること。

それが患者さんにとって、一番幸せなことだと思うからです。

また、多くの患者さんは、死が近づくにつれ、自分の人生を肯定するようになります。

たとえ、それまで「自分の人生には華々しいことは何もなかった」「つまらない人生だった」と思っていた人でも、「自分なりに地道に働き、会社の役に立った」「家族の幸せのために、一生懸命に頑張った」と考えるようになるのです。

家族や恋人、友だち、仕事、趣味など、その人にとって本当に大切なものは、たいてい身近なところにあります。

そして人は、死が目前に迫って初めて、「大切なものたちと過ごしてきた日々」の価値に気づくのです。

私があえてタイトルに「今日を最後の日だと思って生きる」というフレーズを使ったのは、「今日が人生最後の日だとしたら、どう生きたいか」を、一度みなさんに想像していただきたかったからです。

「今日が人生最後」だと思ったときにようやくわかる、自分にとって一番大切なもの。

それこそが、健康なときにも、死を目前に控えたときにも、みなさんの人生や心を支えてくれるのです。

なんでもない今日に感謝できる人は、本当の幸せを知っている

どんな成功の日々も、平凡な日常に勝らない。
ただ生きているだけで、十分に価値がある

「今日が人生最後の日」と想像したとき、わかることは他にもあります。

それは、日常というもののありがたさです。


私たちはふだん、「お金がほしい」「出世したい」「おいしいものが食べたい」「海外旅行に行きたい」など、さまざまな欲望を抱えて生きています。

そうした欲望は、もちろん前を向いて力強く生きていくための原動力になりますが、欲望が満たされないと、心の中に不満や苦しみ、悩みが生まれることもあります。


ところが、病気になったり歳をとったりして、身体が思うように動かせなくなると、欲望のあり方は変わります。

それまで「おいしいものが食べたい」と思っていた人が、「胃ろうではなく、もう一度自分の口で食事をしたい」と思い、「海外に行きたい」と思っていた人が

「もう一度、自分の足でトイレに行きたい」と思うようになる。

つまり、当たり前の日常を望むようになるのです。


地震や火事といった災害に遭遇したとき、何らかの事件に巻き込まれたとき、自分あるいは家族が病気や怪我をしたとき、「人生最後の日」を意識したとき。

人はいやおうなく、非日常の世界に連れていかれ、それまでの日常を振り返ります。

そしてようやく、自分が多くのものを手にしていたことに気づき、感謝するようになるのです。


そう考えると、常に「今日が人生最後の日だ」という意識を持つことで、日々の生活を大切にできそうな気がしますが……。

残念ながら、それは簡単なことではありません。

人が非日常を抱えながら日常を生きることは、ほぼ不可能なのです。

たとえば東日本大震災が発生し、物流がストップしたり計画停電が頻繁に行われたりしたとき、多くの人が日常のありがたさに気づき、感謝したはずです。

しかし、あれから数年経った今でも、その思いを持ち続けている人は、どれくらいいるでしょう。

また、年老いた親が病気になり、余命いくばくもないと知ったとき、多くの人は、おそらく必死で介護をするはずです。

中には仕事を投げ出して、介護に専念する人もいるかもしれません。

しかし、それが一〇年も二〇年も続いたらどうでしょう。

最初のころと同じように、常に全身全霊をこめて、献身的に介護にあたることができるでしょうか。

非日常というのは、とても過酷で疲れるものです。

だからこそ人は、非日常が長く続くと、自分の心身を守るために、「非日常を忘れよう」「日常に戻ろう」とします。

「死」というものを意識しながら生活し続けるのが難しいのもそのためであり、「常に緊張感を持って、毎日を生きる」というのは、あまり現実的ではありません。

一見平凡な日々を、たんたんと長く積み重ねていく日常。

一時的に何かに集中したり、日常を振り返ったりする機会を与えてくれる非日常。

人ができるだけ悔いなく、「よく生きる」ためには、日常と非日常、両方の大切さを知り、使い分けていく必要があると私は思います。

もし毎日の生活を「つまらない」と感じているなら、時々でかまいませんから、

「今日が人生最後の日だ」と想像し、非日常の視点から日常を眺めてみましょう。

食事がとれること、布団でぐっすり眠れること、大事な人といつでも会えること、電気やガスがつくこと……。

特別なことはなくとも、ふだん当たり前に過ごしている日常が、いかに輝きに満ちた、かけがえのないものであるかがわかるはずです。

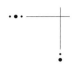

やらずに後悔して、この世を去ることが一番辛い

今の自分が絶対ではない。間違ってもいい。
しかし、何もしなかった後悔は癒されない

「したいこと、やらなければならないことがたくさんあるのに、ついつい先送りにしてしまう」という人は、少なくないでしょう。

真面目な人であれば、「今はちょっと忙しいだけ」とわざわざ自分に言い訳をしたり、何も行動していない自分が許せなくなったり、「自分はなんてダメな人間なんだ」と自分を否定したりしてしまうこともあるかもしれません。

しかし、前にも述べたように、常に緊張感を持って日常生活を送り続けるのは、とても難しいことです。

もちろん中には、日々全力を尽くして一生懸命に生きている人もいますが、多くの人がふだん、当たり前のように「明日やればいいや」と考え、物事を先送りにしてしまうのも仕方がないことなのです。

ただ、死を前にしたとき、すなわち非日常の世界に足を踏み入れたとき、本当にしたいこと、やらなければならないことが見えてくることがあります。

私は以前、ある男性を看取ったことがあります。

初めてご自宅を訪問したとき、その方の容態が思わしくなく、残された時間が、長くても一週間程度しかないことが、すぐにわかりました。

男性には、生活を共にする女性がいました。

いわゆる「事実婚」の関係です。

お二人は何年も前から結婚を望んでおり、過去に入籍に向けて動いたこともあったようですが、さまざまな事情から、実現には至らなかったそうです。

しかし、大切な女性を残してこの世を去る日が目前に迫り、男性は「どうしてあのとき、ちゃんと手続きをしておかなかったのか」と、そのことを何よりも悔やんでいました。

そこで、私たち在宅緩和ケアチームは動きました。

戸籍謄本の取り寄せなど、正式な手順を踏んでいては、とても間に合いません。

それでも「男性の後悔を取り除き、心穏やかに最後のときを迎えてほしい」という一心で市役所に掛け合い、どうにか婚姻届を受理してもらえることになったのです。

さらに、看護師さんやケアマネジャーさんたちがレースのカーテンで作ったウエディングドレスを持参し、入籍が無事に済んだことの報告と、ごく簡単な結婚式を行いました。

そのときの男性の穏やかな顔、妻となった女性の輝くような笑顔を、私は一生忘れることはないでしょう。

男性が長い間先送りにしていた入籍を、亡くなる数日前に実現できたこと、それにより、男性が穏やかな気持ちで最後のときを迎えることができたことは、お二人にとっても、もちろん私たちにとっても、非常に価値のあることでした。

したいこと、やらなければならないことを全部やる、というのは、なかなか難しいことです。

人間は欲の塊です。

すべての欲を完璧に叶えることはできません。

しかし「今日が人生最後の日だったら」と想像し、もし「やっておかなければ、絶対に後悔する」ということがあれば、健康なうちに手をつけておいてもよいかもしれません。

それがおそらく、自分を受け入れ、幸せに生きるためにも、心残りなく、穏やかな気持ちで死を迎えるためにも、必要なことだと思われるからです。

一方で、健康なとき、人はなかなか、抱えているものを手放すこと、他人にゆだねることができません。

ところが、人生の終わりが近づくと、「自分の力でできないことは、手放そう」「他人にゆだねよう」と思うようになります。

そこで人はようやく、自分を縛っていたこだわりから解放され、本当の幸せに気づくことができるのです。

「自分でちゃんとやらなければ」という思いにとらわれ、苦しんでいる人は、ぜひ一度「今日が人生最後の日だったら」と想像し、手放したり他人にゆだねたりできることがないか、考えてみてください。

「真実」は、死を前にして大切だと思えるものに宿る

自分が果たしてきた役割に気づけば「これで良い」と自分の人生を肯定できる

自分の容姿や能力、持ち物、あるいは夫の仕事や子どもの成績などを他人と比べ、優越感を覚えたり劣等感にさいなまれたりしてしまう……。

そんな経験をしたことのある人は、少なくないはずです。

中には、他人と比較して、「自分自身や自分の人生には価値がない」とまで思ってしまう人もいるかもしれません。

他人との比較によって、自分の価値をはかること。

私はこれを「比較の価値」と呼んでいます。

よく「上には上がいる」「他人と比べても意味がない」といわれますが、私は、特に健康なうちであれば、比較の価値観に振り回されてしまうのも仕方がないと思っています。

自分に絶対的な自信があれば、おそらく他人を気にしたり、自分と他人を比べたりせず、自分の生き方を貫くことができるでしょう。

しかし世の中、そんな人ばかりではありません。

「隣の芝生は青い」ということわざがありますが、昔から多くの人が、自分と他人を比べ、一喜一憂してきたのではないかと思います。


また、他人との比較は、決して悪いものではありません。

他人と比べることが、自分を客観的に見つめるうえでの指針になったり、「あの人には負けたくない」「あの人のようになりたい」といった気持ちが、前向きに頑張るための原動力になったりすることもあるからです。


ただ、比較の価値観によって劣等感や苦しさばかりが増したり、自分の価値に気づけなかったりするようであれば、それこそ「今日が人生最後の日だ」と想像してみるとよいかもしれません。

死を目前にすると、比較の価値はまったく意味を持たなくなります。

どれほど社会的立場があろうと、財産があろうと、才能があろうと、死を逃れることはできないし、心穏やかに最後のときを迎えるうえで、それらが役に立つわけでもありません。

「他人よりもいい暮らしがしたい」「他人よりも幸せな人生を送りたい」と必死で努力してきた人が、病気であること、残された時間が短いことがわかったとたん、将来の夢もアイデンティティも失い、「自分の人生は何だったんだろう」と悩み始める。

そんなケースを、私は今まで、何度も見てきました。

しかし、人が「自分にとって本当に大切なもの」「本当に自分を支えてくれるもの」に気づくのは、まさにそのときです。

それは家族かもしれないし、友人や仕事仲間かもしれません。
あるいは「社会や他人のために、何かを残すこと」かもしれません。
もしかしたら「本を読むこと」「ゲームをすること」という人もいるかもしれません。

いずれにせよ、健康なときには比較の価値観に振り回されてわからなかったことが、わかるようになるのです。

また、死を前にすると、自分が果たしてきた役割も見えてきます。
それまでは、たとえば「同僚のほうが自分よりもいい仕事をしてきた」といった比較の価値観に縛られ、劣等感を覚えていた人が、自分の人生を振り返り、「同僚のような大きな仕事はできなかったけれど、みんなが嫌がっていた小さなプロジェクトを請け負い、自分なりに努力して成功させられたのは良かったな」と思ったりするようになります。

また、母親として子どもを育てることができたこと、父親として家族を守ってきたことが、自分の役割だったと振り返る人も多くいました。

自分にとって大切なもの、自分が果たしてきた役割に気づき、自分の人生を肯定できるようになると、人は必ず穏やかな表情になります。

この社会で生きていくうえで、ときには他人との比較が必要になったり、役に立ったりすることも、もちろんあります。

ただ、「それ以外にも大事なことがある」ということに気づけば、真の意味で自分自身を肯定することができ、より穏やかな気持ちで生きられるようになるはずです。

残された時間が少なくなると、「丸裸の自分」が見えてくる

明日は必ず訪れるが、自分のためという保証はない。
それでも、喜んで明日を迎えるために祈りがある

「自分にはお金も才能も、愛し愛される人もいない」
「自分の人生は、幸せからはほど遠い」
そんなふうに思いながら日々を過ごしている人は、「もし自分に残された時間が少なかったら」と想像してみてください。

人間は誰でも、過去―現在―未来という、時間の流れの中で生きています。過去の出来事、過去に得たものを土台に、未来への夢や希望を抱きながら、現在を生きているのです。

ですから、過去や未来としっかりつながっているかどうかが、その人の現在の生き方や自己肯定感を大きく左右します。

過去に大きな挫折を経験し、それを今でも引きずっている人、過去に誰かに「大事にされた」経験がない人、過去の自分を受け入れられない人などは、なかなか現在の自分に自信が持てず、安定した未来を思い描くことも難しいでしょう。

一方、未来に夢や希望を抱けない人も、現在をしっかり生きることが難しくなります。

たとえば、将来の夢に向けて一生懸命勉強に励んできた人が、「あなたに残された時間は、あとわずかです」と言われたとき、果たして勉強を続けるでしょうか。「数年後に自分の家がほしい」と貯蓄に励んできた人は、そのまま貯蓄を続けるでしょうか。

また、数か月先の旅行や観劇などの計画を立てることも難しくなるでしょう。未来を失うと、多くの人は、現在、目標としている夢や、今を生きる力を与えてくれる楽しみをも奪われてしまいます。

一般的には、未来を失うということは、今を生きている意味を失うことであり、今をしっかり生きられなくなることでもあるのです。

そう考えると、「明日、ご飯でも食べに行かない？」「今週末には桜も満開だろうからお花見に行こう」「来月公開の映画のチケット、取っておいたよ」といった会話を交わせるのは、とてつもなく幸せなことだとわかります。

「自分には明日がある」と無条件に信じ、明日以降の自分に思いを巡らせることができているからです。

もちろん、残された時間が少なくなったからこそ見えてくるものもあります。そこで初めて人生の本当の意味や、それまで抱いていたものとは異なる、新たな希望に気づく人もいるでしょう。

しかし、何の疑問もなく「明日のことを語ることができる」というのは、それだけで大変な宝物を手にしているようなものなのです。

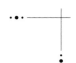

実は、誰もが人生を思い通りに生きている

老いて身体が動かなくなると、自由の意味がわかる。
心が辛くても、身体が健康なうちは、挑戦した方がいいみなさんは「自分は、少しも思うように生きられていない」と思っていませんか？

さまざまなものに縛られて、やりたいことが全然できていない。

そんな人は少なくないでしょう。

でも本当にそうでしょうか？

年齢を重ねて体力が落ちたり、大きな病気を抱え、ベッドの上での生活が長くなったりすると、一人で食事をしたり入浴したりするのが難しくなります。

いままで当たり前にできていたことができなくなるというのは、とても辛いことです。

それでも、選ぶことができる自由は失われません。

たとえば、自分の足でトイレに行くのは難しいし、自力で用を足すには痛みや苦痛を伴うけれども、おむつの世話にはなりたくない。

もしそう考えるなら、昼間は看護師さんにトイレに連れて行ってもらい、夜はポータブルトイレにする、といった具合に、排泄の方法を自分で選ぶことができます。

人生の最終段階になると、自力で用を足すことすらもできなくなります。それは多くの患者さんにとって、「死にたい」とさえ思うほどの苦しみです。しかし、そんな苦しみをかかえながらも、「下の世話をほかの人にゆだねても良い」と思ったり、「誰に世話を託すか」を自分で決めたりすることができれば、選ぶことができる自由は失われません。

そして、「選ぶことができる自由があること」は、自分らしく生きるうえで、不可欠な要素です。

選ぶことができる自由が損なわれると、人はときとして、自分の存在価値を認めることができないほどの苦しみを味わうことになります。

自力で用が足せないからといって、周囲の人たちが勝手におむつの使用を開始したり、本人の希望を無視して世話をする人を決めてしまったりするのは、その人らしく生きる権利のみならず、ときには生きる気力すら奪うことになるのです。

このように、選ぶことができる自由というのは、たとえ身体が動かなくなっても、意思決定や意思伝達ができなくなるギリギリの瞬間まで、何らかの形で残されるものの、残されるべきものです。

ましてや健康で自由に動くことができるなら、さまざまなことを、自分で選ぶことができます。

もちろん、社会の中で生きている以上、時間的・経済的な制約や人間関係のしがらみなどに縛られてしまう部分はあるでしょう。

しかしいつでも食事をとることができ、好きなときにトイレに行き、お風呂に入れること。

外出が自由にでき、仕事の内容や将来の夢を自分で決められること。

それはとても恵まれた、幸せなことです。

そして、日々の選択の積み重ねが、今のみなさんの人生を形づくっています。

「自分は不自由だ」「少しも思うように生きられていない」「やりたいことが全然できていない」という思いにとらわれてしまったときは、一度、立ち止まって考えてみましょう。

自分はいったい、何に縛られているのか。

本当は自分自身で、「やらない」ことを選択しているのではないか。

今のままの人生では、本当にいけないのか。


人には本来、選ぶことができる自由が与えられていること、自分が常に、いろいろなことを選びながら生きていることに気づけば、人生の見え方が、少しだけ変わってくるのではないかと、私は思います。

もしかしたらそこから、新たなことに挑戦し、人生や生活を変える覚悟や、あるいは今の自分の人生を肯定する感情が生まれてくるかもしれません。

あなたは一番大切なものを人にゆだねられるか

肉体がこの世から消えても、
大切な人とのつながりは残り続ける

世の中には、甘えたり頼ったりするのが上手な人もいれば、仕事でも家事でも育児でも、「自分でちゃんとやらないと気が済まない」という頑張り屋さんもいます。

自分の行動に責任を持ち、「できる限り人に迷惑をかけないようにしよう」「自力でやりとげよう」と思うのは、とても立派なことですが、そうした思いが、ときには自分自身をひどく苦しめることもあります。

真面目で責任感が強い人、完璧主義な人、何でも自分で抱え込んでしまう人ほど、心のバランスを崩しやすいといわれるのも、そのためでしょう。

しかし、生きていれば、人に頼らなければいけない瞬間が必ずやってきます。

特に人生の残り時間が少なくなれば、どれほど気がかりなこと、やりたいことがあっても、自分ではどうすることもできません。

また、老化や病気によって身体が思うように動かなければ、家族の面倒をみたり仕事をしたりするどころか、食事やトイレ、入浴さえ、自分一人の力ではできなくなります。

私はこれまで、最後のときが目前に迫った患者さんを、たくさん診てきました。

多くの患者さんは最初のうち、やり残したことを思って苦しんだり、残される者を思って悩んだり、「他人に頼らなければ生きていけない自分」を責めたりしますが、時間が経つにつれ、「自分にできないことは、人にゆだねればいいのだ」と気づきます。

「大切だからこそ、手放し、大事な人たちに任せよう」と覚悟を決めるのです。

そして、ゆだねることを決めた人は、必ず穏やかな表情に変わります。

たとえば、ホスピスで出会ったある男性の患者さんは、入院当初、「自分がここにいるからといって、死を受容していると思うな！」と声を荒らげていました。

ホスピスは、これ以上の治療が望めない方が、できる限り快適に過ごせるようにするための場所ですが、その患者さんには「生きたい」という気持ちが強く残り続けていたのです。

行き場のない苦しみを抱えた患者さんは、スタッフに辛くあたりました。ガーゼ交換の手順を少し間違えただけでも罵倒したり、何をしてもらってもお礼の言葉一つ言わなかったり。

そんな中、ホスピスのスタッフたちは、丁寧に関わり続けました。何を言われても、いさめたり反論したりせず、献身的に介助したのです。

やがて、自力ではトイレに行けなくなったとき、その患者さんは今までとはまったく異なる口調で言いました。

「私の身の回りのことは、このホスピスのみなさんにすべてお願いしたい」と。

入院してから七五日目のことでした。

人は本来、人と支え合い、ときに迷惑をかけ合って生きていくものです。

また、たとえ肉体はこの世から消えても、大切なものを大切に思う気持ち、大事な人たちとのつながりは残り続けます。

「人に迷惑をかけたくない」

「何でも自分の力で、きちんとやらなければ」

そういった思いに苦しんでいる人は、「今日が人生最後の日だったら」と想像してみてください。

もし、人や大自然や運命、信仰など、「信頼できる他者」にゆだねよう、という気持ちが生まれたら、そこから新たな関係づくり、新たな人生が始まるかもしれません。

第二章

人生最後の日に何をするか

最後の一日は、「人生に納得する」ためにある

どれだけ後悔があっても、
後世に自分の思いを伝えられれば、
人生は完結する

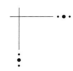

たとえ、それまで後悔の多い日々を過ごしてきたとしても、最後に「自分の人生は幸せだった」と思うことができれば、人は穏やかな気持ちでこの世を去ることができます。

では、人が最後に「幸せだ」と言える生き方とは、どのようなものでしょうか。

私が今まで、看取りを通して学んだのは、「たとえ最後のときが近づいていても、自分自身の支えに気づけば、人は自分の人生を肯定し、穏やかになれる」ということでした。

なお、「何が支えになるか」は、人それぞれ異なります。

「そばに家族がいるだけで幸せ」と思う人もいれば、「家族がいなくても、生活を支えてくれる介護のみなさんがいるから安心できる」という人もいます。

「すべてを許してくださる神の存在が救いです」という人もいました。

また、「どうして私だけがこんなに苦しまなきゃいけないの?」と言っていた人が、自分自身が果たしてきた役割や、「自分が大切にしてきたことが、世代を超えて伝わっていくこと」に気づいたとき、穏やかさを取り戻すこともあります。

患者さんの中には、「私は、子どもを育ててきただけです。ほとんどの時間を家庭の中だけで過ごしてきましたが、自分の人生に満足しています」と言って、誇らしげに笑った方もいましたし、「誰にも見向きもされない水道管の工事をずっとしてきたけれど、この国の水は自分が守ってきた。これからも、自分の代わりにこの国の人に清潔な水を届けてほしい」と、後世に願いを託した人もいました。

誰かの幸せを願って亡くなった数多くの方々の人生があって初めて、現在の私たちの生活が成り立っています。

そして、この社会で人と関わり合って生きている以上、私たちの日々の生活の積み重ねも、必ず誰かの人生に何らかの影響を及ぼします。

人生を振り返り、自分が果たした役割がわかったとき、人は自分自身や自分の生き方を肯定し、後世に生きる人々の礎となることを喜ぶことができます。

自分を支えてくれた存在に感謝している。
自分が大切に思ってきたことを人に伝えられる。
自分が果たしてきた役割は、後世に引き継がれていく。

人生の最後にそう思うことができれば、その人は幸せなのではないでしょうか。

この世に生きているだけで意味がある。平凡で価値のない人はいない

生きている意味がない人はおらず、生きている限り、終わりということもない

健康なとき、人はなかなか自分自身や自分の人生に価値を見いだすことができません。

事情があって挑戦できなかったこと、夢が叶わなかった経験があればなおさらです。

「こんな平凡な自分に、生きている意味はあるのだろうか」

「目的が果たせないまま生きている自分が許せない」

そう思っている人もいるかもしれません。

しかし、平凡で何のドラマもない人など、この世には一人もいません。

また、どのような人生を送ったとしても、そこには必ず何らかの意味があります。

それが、今まで看取りを通して、数多くの患者さんの人生を見つめてきた私の実感です。

かつて、海軍の元軍人さんの看取りに関わったことがあります。全身の骨がやせ細ってしまうという病気を患っており、一応、がんと診断されたものの、原因は不明で、治療法もありませんでした。

奥さんは先に亡くなっていて、三周忌を終えたのちに入院されたとのことでした。ご家族に話を聞くと、患者さんは入院の直前まで自分で布団の上げ下ろしをし、畑を耕し、奥さんにお線香をあげ、年金をお孫さんのために貯金する、という生活を続けていたそうです。

そして最後には、枕元に戦争の記録をまとめた文庫本を一冊置き、この世の見納めだと言わんばかりに目を開いて、スッとこの世を去りました。

なお、その患者さんは、一言も「痛い」「辛い」とは言いませんでした。

私は医者として、少しでも痛みや辛さを緩和できればと思ったのですが、彼は痛み止めの薬を拒否し、最後まで我慢していました。

その方は戦争で二人の兄弟を亡くしていたのですが、もしかしたら本人は「戦争で亡くなった兄弟が受けた痛みに比べれば、大したことはない」「自分は長く生き、家族を持ち、孫の顔を見られただけで、十分に幸せだ」と思っていたのかもしれません。

若くして亡くなった兄弟は、患者さんの心の中に生き続け、彼が生きるうえでの支えになっていたのではないかと私は思います。

自分で決めた目標をすべて達成してこの世を去れる人など、そう多くはありません。

たとえ自分では「平凡だ」と思う人生であっても、あるいは目標を達成できず、志半ばで亡くなっても、人は存在するだけで、必ず何らかの役割を果たしているのです。

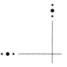

死を前にした親が子に望むのは「人格」と「人望」

形のあるものは失われる。
だから、心を残したいと人は願う

私がこれまでに看取りに関わった患者さんの中には、幼いお子さんを残していかれる方も、たくさんいらっしゃいました。

そうした方々の多くは、決してお子さんに「地位や名誉を手にしなさい」「お金をたくさん稼ぎなさい」などとは言いません。

女親であれ男親であれ、会社員であれ経営者であれ、みな「勉強はそこそこでもいいから、人に愛されてほしい」「周りの人と支え合って生きていってほしい」と望むのです。


たとえば、私が受け持っていたある会社の社長さんは、がむしゃらに働いて、一代で会社を大きくしました。

彼は人を信頼するのが苦手で、どんな仕事でも最終決定は自分で下していたため、常に多忙でした。

もちろん、家庭や自分の健康を顧みることもなく、がんが発見されたときには、病状はかなり進行していました。

体力は急激に衰え、当然のことながら、出社どころではありません。ワンマンだったため、社員との関係もうまくいっておらず、がんであることがわかったとたん、部下や取引先は潮が引くように離れていきました。


その患者さんは、「自分の人生は、いったい何だったんだろう」「自分の生き方は正しかったのだろうか」と考えるようになり、私にこう言いました。

「私は心のどこかで、自分はみんなから好かれている、信頼されていると思っていました。でもそれは、おごりでした。みんなが信頼していたのは私ではなく、私が動かしている仕事やお金、それだけだったのです。あれだけ飲んで食べて語り合って、わかり合えるところがあると思っていましたが……。こんなに寂しいことはないですね」

大切に育ててきた会社すらも失うことになってしまい、彼は「せめて子どもには、人間関係の大切さを、ちゃんと伝えたい」と思ったそうです。

この世を去る前に、本当に大切なこと、お子さんに伝えたいことがわかり、気持ちに変化が訪れたのでしょう。

その患者さんはとても穏やかな表情になっていました。

老いて、病いを得ることで、人生は成熟していく

怒りや悲しみ、痛みは消える。
他人へゆだねることで、心は自由になる

「人に迷惑をかけるくらいなら、早く死んでしまいたい」

人生の最終段階の医療に携わって二〇数年。

私はこの言葉を、数えきれないほど耳にしてきました。


「人に迷惑をかけたくない」という思いに苦しむのは、元気なときに、自分の人生をしっかり自分でコントロールしてきた人が多いようです。

「自分は、こうでなければならない」という思いが強い人、「人に頼らない」を信念としてきた人、「努力すれば報われる」という信念を持ち、厳しい競争社会を闘い抜いてきた人……。

そのような人ほど、人生の最終段階で、それまでの価値観がまったく通用しなくなり、アイデンティティを失ってしまうのです。

そして、「死にたい」と思うようになったり、自分をコントロールできないいらだちを、家族や医療スタッフ、介護スタッフにぶつけたりするようになります。

50ページで紹介した男性の患者さんなどは、まさにそのタイプでした。

また、幼い子どもがいる親御さんや、会社を経営していた社長さん、財産がありすぎるお金持ちなども、苦しむ方が多いようです。

この世に残していく子どもや会社、お金のことが気がかりで、「生きていたい」という思いが強いためです。

しかし、こうした患者さんたちも、苦しみ抜いた果てに、少しずつ自分が抱えていたもの、それまで頑なに守っていた信念などを手放し、他人にゆだねるようになります。

「自分で何でもできて当たり前」という思いや、「役に立たない自分は価値がない」という思いから解き放たれ、他人の世話になることを受け入れたり、子どもの行く末を誰かに託したり、会社やお金を後継者に譲ったりするようになるのです。

手放し、ゆだねる覚悟を決めた患者さんからは、怒りや悲しみ、焦りなどが少しずつ消えていきます。

そのためには、ゆだねることのできる相手が必要ですが、それは必ずしも「人」でなくてもいいと私は思います。

これまで私が看取りに関わった患者さんの中には、自然が大好きで「自然が常に自分を守ってくれている」と言っていた方や、信仰心が篤く、「神様が守ってくださっているから大丈夫。何も怖くありません」と言っていた方もいらっしゃいました。

いずれにせよ、ゆだねる相手をしっかりと信じることができれば、たとえ明日が人生最後の日だとしても、人は穏やかに、幸せに過ごすことができるのではないかと、私は思います。

死は耐えがたい「絶望」と「希望」を一緒に連れてくる

生きたいという願いに医者は無力。
患者さんにとっての幸せを探す手伝いしかできない

命に関わる病気であることがわかったとき、あるいは余命を宣告されたとき、一番辛いのは、もちろん本人です。

しかし、そばで見守るしかない家族の心労も相当なものです。

特に余命宣告を受けたのが子どもだった場合、ご両親は大きなショックを受けます。


以前、がんであることがわかり、余命半年と宣告された一八歳の男性の看取りに関わったことがあります。

彼は自分自身で病気や治療方法について調べ、抗がん剤などによる治療を受けないと決めました。

そうした治療に時間を費やすよりも、残りの時間を自分らしく自由に過ごしたいと考えたのです。

しかしご両親は、わずかでも可能性があるなら治療を受けさせ、息子に一日でも長く生きてほしいと望みました。

ご両親の意見と、「自分の選択を尊重し、見守っていてほしい」という患者さんの意見は真っ向から対立し、親子の間には一時、険悪な雰囲気が漂いました。

どちらの言い分もわかるため、私もずいぶん辛い気持ちになったものです。


私は定期的に患者さんのもとに通い、患者さんからもご両親からも、たくさんの思いと言葉を聴きました。

やがて、ご両親は葛藤の末に、患者さんの意思を全面的に受け入れる覚悟を決めました。

「少しでも長く生きてほしい」という自分たちの願いをあきらめ、息子の最後の望みを聞き入れる。

それは、非常に辛い決断です。

けれど、その決断によって、親子は良好な関係を取り戻し、ご両親が患者さんと腹を割って話す機会も増えました。

患者さんがこの世を去るまでの、わずかな時間。

それは、患者さんにとっても、残されるご家族にとっても、非常に貴重で大切なものであり、できればお互いにとって穏やかで幸せなものであってほしい、と私は思います。

しかし、この親子にとっては、お互いが本当の意味で理解し合い、支え合うため、気持ちをぶつけ合うことも必要だったのかもしれません。

誰かに看取られて、
この世を去れるなら、
それ以上の幸せはない

家でも病院でも一人の人間として
尊重されて過ごしたい

死を前にした患者さんの多くが、自宅に帰ることを望みます。最新設備を誇る病院やホスピスのきれいな病室にいるよりも、古くてシミだらけの我が家の天井を見ていたほうが、心が安らぐというのです。

ホスピスから帰られたばかりの、ある男性の患者さんのお宅を訪ねたときのことです。

家自体、決して新しくはなく、しかもすぐそばを私鉄の線路が走っていたため、部屋には数分おきに電車の轟音《ごうおん》が鳴り響きます。

それでも患者さんは、家に帰ってきてからのほうが気持ちが落ち着くし、体調もいい気がすると、とても満足した様子でした。

また、ご本人だけではなく、ご家族も、患者さんの表情がホスピスにいたときよりも穏やかになっているのを見て、「自宅に帰る」という決断が間違っていなかったと確信したそうです。

実際、病院にいたときと同じ薬を飲んでおり、病状にも変化がないにもかかわらず、家に帰るだけで表情がガラリと明るくなるという方は少なくありません。

たとえ一時帰宅であっても、「やっぱり、家はいいね」と言うのです。


一方で、在宅よりも病院のほうが向いている人もいます。

病気に対する不安感が強く、呼べばすぐに看護師や医師が来てくれることに安心する人は、病院で過ごすほうが精神的にも安定するかもしれません。

また、「一人でトイレに行けなくなったら、病院でも施設でもいいから入りたい」という患者さんもいます。

「家族に下の世話をさせるのは申し訳ない」と思う人は、そのほうが安心して過ごせるでしょう。

なお、二〇一五年六月、政府は医療費の増加を抑えるため、将来に向けて病床数を減らしていくという目標を示しました。

さらに、二〇二五年ごろまでに団塊の世代が後期高齢者に達するため、人生の最終段階を自宅で過ごす人は、今後、急激に増えていくと思われます。

人生の最後をどこでどのようにして迎えたいか。

それは人によって異なります。

しかしいずれにせよ、必要な設備が整備され、人材が育成され、すべての人が、その人が望むかたちで、穏やかな気持ちで人生最後のときを過ごせるような世の中であってほしい。

私はそう願っています。

第三章

苦しみから、人は多くのことを学ぶ

苦しみは決して「悪」ではない

人が真の意味で「よく生きる」ためには、
苦しみと向き合い、そこから学ぶことが必要おそらく、みなさんは、大なり小なり、苦しみを抱えていることでしょう。

どんなに恵まれた社会で暮らしていても、生きている限り、人には必ず苦しみがつきまといます。

学校の成績が上がらなかったり、仕事で成果を出せなかったり、友だちや同僚との人間関係に悩んだり、お金のやりくりに苦労したり、自分や家族の健康を心配したり、恋愛がうまくいかなかったり……。

「自分自身が好きになれない」と悩んでいる人も、いるかもしれません。


誰でも、苦しい思いをするのは嫌なものです。

進んで苦しみと向き合える人など、そうはいません。

多くの人は、苦しみから逃げることばかり考えているはずです。

いま現在苦しんでいる人の中には、もしかしたら「自分は不幸だ」「苦しみながら生き続けるより、死んでしまった方がマシだ」と思っている人もいるかもしれません。

しかし、苦しんでいる人は本当に不幸なのでしょうか？

苦しみを抱えながら、生き生きと過ごすことはできないのでしょうか？

私はそうは思いません。

なぜなら今まで、「これ以上の苦しみはない」という絶望の中にありながら、幸せに、穏やかに生きる人をたくさん見てきたからです。

私は二〇数年間、人生の最終段階の医療に携わり、二八〇〇人の患者さんの看取りに関わってきました。

ほとんどは末期がんの患者さんでしたが、「人生最後のときが近づいている」という究極の苦しみの中で、彼らは実に多くの大切なことを学んでいました。

人の優しさや思い、人との絆、自然の偉大さなど、健康なときには見過ごしていた、自分にとって、あるいは人生にとって大切なものに気づき、自分が生きてきた意味を考えるようになったのです。

そしてそれらを見出したとき、人は今までとは違った生き方に目覚め、本当の幸せや穏やかさを手にすることができます。

苦しみは、決して「悪い」だけのものではありません。

もちろん、苦しみを解消しようと努力することも大切ですし、生きていれば、ときには苦しみから逃げたくなることもあるでしょう。

しかし、人が真の意味で「よく生きる」ためには、苦しみと向き合い、そこから学ぶことが不可欠だと、私は思います。

ここで、第二次世界大戦の動乱を生き抜き、日本を代表する女性詩人となった茨木のり子さんの「苦しみの日々　哀しみの日々」という詩を一部紹介します。

苦しみの日々
哀しみの日々
それはひとを少しは深くするだろう
わずか五ミリぐらいではあろうけれど

さなかには心臓も凍結
息をするのさえ難しいほどだが
なんとか通り抜けたとき　初めて気付く
あれはみずからを養うに足る時間であったと

この詩は「苦しみの日々を通り抜けたときに、初めて気づくこと」があると、うたっています。私自身も悩みぬいた日々があったからこそ、今があります。

どれだけ悩みがあり、辛い現実に打ち負かされたとしても、「みずからを養う」ための時間であると信じられれば、希望が沸いてくるのではないでしょうか。

希望と現実のギャップが苦しみを生む

こうありたい自分と実際の自分の違い。
人は、常にこのはざまで思い悩んでいる

苦しみと向き合うためには、まず、苦しみの正体を知る必要があります。

苦しみはいったいどのようにして生まれるものなのでしょうか。


人生の最終段階の医療に携わる中で、私が願い続けたのは「できるだけ穏やかな気持ちで日々を過ごし、最後のときを迎えてほしい」ということでした。

年老いて身体が動かなくなったり、病気になったり、余命を宣告されたりして、苦しまない人はいません。

患者さんに、少しでも穏やかな気持ちになっていただくためには、患者さんの身体の痛みだけでなく、心の痛みにも対応していく必要があります。


そこで、自分自身も悩み苦しみながら「苦しみとは何か」について考えた結果、私は一つの答えにたどりつきました。

それは「苦しみは、希望と現実のギャップから生まれる」というものでした。

心身共に健康で穏やかに暮らしたいのに、病気や怪我などにより、身体の痛みにさいなまれるという苦しみ。

自分の足で歩き、自分の口で食べたいのに、身体の自由がきかない苦しみ。

やりたいことがたくさんあるのに、残された時間が少ないという苦しみ。

いずれも、「こうしたい」「こうあってほしい」といった希望と、現実とのギャップから生まれており、ギャップが大きいほど、苦しみも大きくなります。


「苦しみが希望と現実のギャップから生まれる」ことを意識するようになってから、私は、患者さんの何気ない言葉や態度に、苦しみのメッセージがたくさん含まれていることに気づくようになりました。

たとえば「スーパーに買い物に行きたいなあ」という言葉には、「自分一人では、近所のスーパーにすら行けなくなってしまった」という苦しみが込められています。

また「来年の桜も見たかったなあ」という言葉には、「残された時間はわずかである」という苦しみが込められています。

そしてこれは、健康に生きている人の苦しみにもあてはまります。一生懸命仕事や勉強に励んでいるのに、成果が上がらないときに感じる苦しみ。誰かに好きになってほしいのに、振り向いてもらえないときに感じる苦しみ。もっと豊かな生活がしたいのに、それが叶えられない苦しみ。

苦しみの形はさまざまですが、それらの多くは「自分が『こうありたい』と思う自分」と実際の自分とのギャップ、「他人から思われたい（見られたい）自分」と「実際に他人が思う（見る）自分」とのギャップから生まれているはずです。

また、「苦しみが希望と現実のギャップから生まれる」ことを意識すると、もしかしたらみなさんも、自分の何気ない日常生活の中に、苦しみが潜んでいることに気がつくかもしれません。

最後の日が近づくと
あなたに「支え」が現れる

死に向き合う究極の苦しみの中でも、
人生は輝き続ける

苦しみについて考える中でわかったことは、ほかにもあります。
それは「世の中には、解決したり乗り越えたりすることができる苦しみと、そうでない苦しみがある」ということです。

苦しみの中には、希望と現実のギャップを埋めることで、解決できるものもあります。

たとえば、良い成績が出せるよう仕事や勉強に励んだり、好きな人に振り向いてもらえるよう自分を磨いたり、より豊かな生活ができるよう転職を考えてみたり。
そうした努力が実を結び、現実が引き上がって希望している状態に近づけば、ギャップは小さくなり、苦しみはある程度解決します。

医者が行っている治療も、「患者さんの現実を引き上げるための手助け」です。

病気を治し、身体に痛みがあれば、緩和するためのケアを行う。

生活するうえで、あるいは「やりたいこと」を実現するうえで、不便なこと、思うようにいかないことがあれば、手助けをする。

それによって、患者さんの希望と現実のギャップをうめ、苦しみを解決するべく努めているのです。


しかし、どれほど医療や科学が進歩しても、解決できない苦しみはあります。

たとえば、がんなど、重い病気を宣告されたとき、多くの患者さんは無意識のうちに「どうして私がこんな病気に?」と口走ります。

治療の効果がなかなか上がらず、「頑張って抗がん剤治療を続けているのに、どうして治らないんですか?」と言う患者さんもいます。

こうした魂の叫びには誰も答えることができず、患者さんの苦しみを解決することもできません。

もちろん健康な人であっても、理不尽な苦しみ、解決することも和らげることもできない苦しみにさいなまれることはたくさんあります。

自分ではできるかぎりの努力をしているのに、成績が上がらなかったり、好きな人に振り向いてもらえなかったり、生活が豊かにならなかったり。

「どうして自分ばかりがこんな目に遭わなければいけないのか」と嘆き悲しむこともあるでしょう。

このように、どれほど医学や科学が発達しても、希望と現実のギャップは、必ず埋められるとは限らないし、苦しみの原因をすべて取り除くこともできません。生きている限り、人には必ず、解決できない苦しみがつきまとうのです。

そして私は、こうした苦しみを、無理に解決する必要はないと思っています。

まずは、「自分が、解決できない苦しみを抱えている」という事実を認め、受け入れてみましょう。

そのうえで、「苦しみを抱えながら穏やかに生きるにはどうすればいいか」を考えたとき、きっと自分にとって大切な存在、支えになってくれる存在に気づくことができるはずです。

これは、「最後のときが近づいている」という究極の苦しみに直面する中で、穏やかさを手に入れた数多くの患者さんを見てきた、私の実感です。

苦しみをいかに解決するか、乗り越えるか、ではなく、苦しみから何を学ぶか。

それこそが人生において、もっとも重要なことなのではないかと、私は思います。

なお、誰かがこの世を去るときには、残されたほうも大変な苦しみを味わいます。

特に小さい子どもが親を亡くす悲しみ、苦しみは計り知れません。

ここで、「あしなが育英会」で報告された作文の一部を紹介したいと思います。
お父さんを亡くしたお子さんが作ったもので、以前、拙著『苦しみの中でも幸せは見つかる』でも紹介させていただきました。

『天国にいるおとうさま』　中島譲（10歳）

ぼくの大好きだった　おとうさま
ぼくとキャッチボールをしたが
死んでしまった　おとうさま
もう一度あいたい　おとうさま
ぼくは
おとうさまのしゃしんを見ると

ときどきなく事もある
だけど
もう一度あいたい　おとうさま
おとうさまと呼びたい
けれど呼べない
どこにいるのおとうさま
もう一度ぼくをだいて　おとうさま（略）

大人は子どもに死を伝えることをためらいがちですが、大切な人を失った悲しみや苦しみは、強く残されていきます。

このような苦しみに対し、周りの大人はどうすればよいのでしょうか。

私は一人の医療者として、ご家族を亡くしたお子さんとも、きちんと話し合いたいと考えています。

悲しみや苦しみをごまかすのではなく、涙を流してもよいのだと伝えたいのです。闘病中の親を抱えた子どもが適切な説明を受けていないと、「もっと良い子だったら」と自分を責めたり、一人で苦しみに耐えたりすることがあります。

そんなお子さんに対し、私たちにできることは限られていますが、親が懸命に治療を受けていること、たとえ離ればなれになっても、親は常に子どものそばにいるということを丁寧に伝え、「親御さんとたくさんお話をしてほしい」とお願いするようにしています。

家族を亡くしたお子さんが、人生を少しでも穏やかに生きていくためには、きちんと苦しみと向き合えるよう、事実を伝えること。

そのうえで、残された家族や医療者、学校などが協力して、彼らを支えていくことが必要不可欠だと、私は思います。

大切な人を失った悲しみは、「穏やかに生きる」ことで癒される

悩みや悲しみを無理に解決する必要はない。
いつか、愛があなたを満たす

生きていれば誰でも、理不尽な苦しみ、解決できない苦しみに遭遇します。

そのようなとき、同じ境遇の人に自分の苦しみを話すことが支えとなり、気持ちが楽になることもあります。

人はそれぞれ、個性も抱えている事情も異なりますから、お互いの気持ちを一〇〇％理解するのは難しいかもしれません。

しかし「同じような苦しみを味わった人であれば、自分の気持ちをわかってくれるかもしれない」と思えることが、ときには苦しみを和らげてくれるのです。

たとえば、めぐみ在宅クリニックでは月に一回、ご遺族の集まりである「わかち合いの会」を開いています。

そこでは、みなさんに、ご自分の気持ちを何度も繰り返しお話しいただくようにしています。

ご家族を亡くしたとき、見守り、見送る側の人々も別れに苦しみます。

大切な人を失った悲しみに加え、

「どうして、もっと早く病院に連れていかなかったんだろう」

「話をちゃんと聞いて、希望を叶えてあげたかった」

「病気と全力で闘っている人に『頑張れ』と言ってしまったことを、今でも後悔している」

といった具合に、自分自身を責めてしまうことも少なくありません。


しかし、そんなご遺族に対し、「亡くなられた方は、みなさんに支えられて、きっと感謝しているはずです」と慰めの言葉をかけたところで、なかなか相手の心には届きません。

こうした苦しみを抱えている人にとっては、「苦しみをわかってくれる人がいる」「苦しみを共に味わってくれる人がいる」と感じられることこそが、何よりも大事なのではないかと、私は思います。

「わかち合いの会」に集まるみなさんは、同じ境遇の人たちがいる中で気持ちを話すことによって、自分自身を癒やしている。

私の目には、そんなふうにも映ります。

お話しになる内容は毎回同じでも、心の中では、前に向かって歩んでいくための力が養われているような気がします。

もし、今、みなさんが何かに苦しんでいるなら、似たような思いを抱えている人たちが集うワークショップなどに足を運び、自分の苦しみを話してみると、よいかもしれません。

相手を一〇〇％理解する必要はない

一〇〇％相手の苦しみを理解することはできないが、相手の理解者になることはできる苦しみを抱えた人を気遣うことは、とても大切です。

しかし、どんなに親しい間柄であっても、どんなに心をこめて接しても、人は相手の気持ちを一〇〇％理解することはできません。

私自身、他のスタッフと意見が食い違い、悩んだこともあります。同じ職場で、同じように患者さんのことを思って働いていても、互いの考えを完全に理解することはできないのです。

それでは、他人の苦しみに対し、私たちはどうすればいいのでしょうか。

私は次のように考えています。

「人と人は完全に理解し合えなくても、相手を『理解者だ』と思ったり、相手に『理解者だ』と思ってもらったりすることはできる」

まるで何かの問答のようですが、私はいつも、「もしかしたら、『理解者だ』と思ってもらえるかもしれない」という希望を抱きつつ、患者さんと接しています。

かつて看取りに関わった患者さんの中に、長年真面目に働き、定年退職後に奥さんと世界旅行をすることを楽しみにしている方がいました。

しかしあるとき、体調不良から検査を受けたところ、がんが発見されたのです。がんは肝臓と脳に転移しており、治療は難しく、余命一年と宣告されました。

「一生懸命働いてきて、老後は奥さんを労わってあげたかったのに」

「なんのために、働いてきたのか」

「自分の人生はなんだったのか」

最初のうち、その患者さんは、絶望し、苦しみ、これまでの人生の意味すら見失ってしまいました。

こうした患者さんに対し、私たちにできることは何か。

丁寧に話を聴くことしかありません。

たとえ苦しみは解決されなくても、辛いときに「辛い」という言葉を、苦しい時には「苦しい」という言葉をちゃんと聴いてくれる相手がいるだけで、つまり「この人は、自分の気持ちをわかってくれている」と思える人がいるだけで、人は少しだけ、楽な気持ちになることができます。


人生の最終段階の医療に携わる私たちは、日々、苦しみを抱えた患者さんたちと向き合っています。

たとえ気持ちを一〇〇%理解できなくても、もしかしたら患者さんが、私を「理解者だ」と思い、穏やかな気持ちを取り戻してくれるかもしれない。

私はいつも、そのような希望を抱きながら、患者さんの話を丁寧に聴き、共に苦しみを味わおうとしています。

人のために灯をともせば、自分の前も明るくなる

家族や友人の言葉を受け止めるときは、ただ相手の心を見つめればいい

ただ、「相手の話を丁寧に聴く」というのは、簡単なようで、とても難しいことでもあります。

最初は話を聞いていたのに、気がつくと、自分の体験談やアドバイスを話してしまっている。

相手が話していないことまで勝手に自分の頭の中で想像して補い、わかったような気になってしまう。

そんな人は、案外多いのではないでしょうか。

特に、相手のことを少しでも理解したと思ったとたん、人は相手の話を聞かなくなりがちです。

家族や親友など、気心の知れた人に対して、相手がまだ話している途中なのに「聞かなくてもわかるよ」とさえぎってしまったことはありませんか?

医療の現場でも、紹介状によって病状などを把握した医者が、病気の辛さを訴える患者さんの話をあまり聞かずに診察を進める、ということがしばしばあります。話を聴き、その苦しみを共に味わうことで、患者さんの苦しみが和らぐこともあるのに、残念ながら、そこに気がつかない医療者が多いのが現状です。

話を聴くときには「相手は、自分とは違う人間である」と認識し、先入観や思い込みを捨てる必要があります。

ちなみに私は、患者さんの話を聴く際には、相手の話すテンポを大切にします。適度にあいづちを打ち、ときおり相手の表情をうかがうことも心がけています。いずれも、患者さんに安心して話していただくためです。

さらに、患者さんには忙しそうな様子を見せず、できるだけのんびりゆったりと構えます。

苦しんでいる人は、誰にでも苦しみを打ち明けるわけではありません。

自分の苦しみをわかってくれそうな人、言葉を変えると「暇そうな人」を選びます。

ですから、苦しみを抱えている人がいたら、できるだけ「この人、暇そうだな。こちらから声をかけてみようかな」と思ってもらえるような雰囲気を作ります。

なお、話を丁寧に聴き、相手の伝えたいメッセージをキャッチできたら、言葉にして、相手に返しましょう。

もし、その内容があっていたら、相手は「そうなんです！」と頷いてくれるはずです。

たとえば、誰かが「この前、仕事でミスをしてしまった」と話していたら、私なら「この前、仕事でミスをしてしまったのですね」とまずは反復します。

肯定も否定もせず、「馬鹿だなあ」などと言ったり、「どんなミス？」と尋ねたり、「他で挽回すればいいよ」と励ましたりもしません。

ただただ、相手の言葉を丁寧に反復します。

すると、必ず相手のほうから「電話一本かけて確認しておけばよかった」と、具体的な話をしてくるはずです。

このときも、「そうか、確認しなかったのがいけなかったと思ってるんだね」と、相手の気持ちを認めるようにします。


やがて、相手の口から「そうそう！」「そうなんです！」といった言葉が飛び出し、口数が一気に増えます。

それが、相手がこちらを「自分の理解者である」と認めたサインです。

苦しみを抱えた人を前にすると、つい良いことを言ったりアドバイスしたりしたくなるかもしれません。

しかし、苦しんでいる人は、ただ「相手が、自分の苦しみをわかってくれている」と思えるだけで、気持ちが落ち着くのです。

相手の話を丁寧に聴き、反復すること。

相手の苦しみを、共に味わうこと。

それが何よりも大切だと、私は思います。

ふがいないと悩まずに、「無力な自分」を受け入れること

無力なままでもいい。
無力だからこそ、逃げずに
そばにいることができる

子どものころ、私は「幸せになりたい」と真剣に考えていました。お金を儲けたり、有名になったりといったことを通して、自分だけが幸せになる「一人称の幸せ」に限界があることは、なんとなくわかっていましたが、「本当の幸せ」とはどういうものなのか。

さまざまな本を読み、自分なりに考えを深めていった結果、たどりついた答えは「自分がすることを通して誰かが喜び、その人の喜びを自分の喜びにできたら、真の意味で幸せになれるんじゃないか」というものでした。

「医者になろう」と決意したのも、「人に喜んでもらえる仕事がしたい」「苦しんでいる人の役に立ちたい」と思ったからです。

ところが、いざ、なってみると、医者というのは非常に無力なものでした。

特にホスピス（病棟）での医療に携わるようになってからは、自分の力のなさを痛感させられることばかりです。

もちろん、病気で何もできなくなり、「早く死んでしまいたい」と嘆いていた患者さんが、少しずつ笑顔を取り戻してくれたりすると、「心をこめて接すれば、どんな患者さんの苦しみも和らげることができるのではないか」という気持ちになります。

しかし、実際にはそんなケースばかりではなく、中にはすべての治療を拒否し、一度も心を開かないまま亡くなった患者さんもいます。

また、医者は、患者さんの「なぜ自分だけがこんな病気になるのか」「なぜ頑張って治療しているのに、良くならないのか」といった問いかけに答えることも、「私は死なないですよね。死なないと言ってください」という魂の叫びに応えることもできません。

最初のうちは、「どうにかして患者さんの苦しみを和らげたい」と必死になり、緩和医療、心理学、哲学、宗教、あらゆる角度から勉強をしましたが、医療の現場に戻ると、それらの学問もすべてを解決してはくれませんでした。

長い間、「自分は無力である」という思いに苦しんだ果てに、私はようやく「無力でよいのだ」と気づきました。

それまで私は、「医者である以上、患者さんの役に立たなければならない」と思っていました。

そこには「医者なのだから、患者さんの苦しみを和らげてあげなければ」という、どこか「上から」の意識もあったかもしれません。

ですが、医者といえども、しょせんは弱い生身の人間であり、できることには限界があります。

本当に大事なのは、「患者さんの問題をすべて解決すること」ではなく、無力な自分を受け入れ、医者としてではなく一人の人間として、「患者さんに関わり続けること」である。

たとえ無力でも、いや無力だからこそ、患者さんの言葉をきちんと聴き、共に苦しみを味わおうとすることができる。

そのことに、ようやく思い至ったのです。

人生の最後を間近に控えた患者さんの中には、一人でトイレにも行けず、入浴もできないことを嘆き、「さっさと死んでしまいたい」と口にする人が少なくありません。

たとえば以前、看取りに関わったある患者さんは、町工場の職人で、壊れた部品を新しいものに交換する仕事をしていました。

その患者さんはがんになり、医者から「治療方法がない」と言われ、「治すことのできない病気を抱えた自分は、壊れた部品同様、役に立たない存在だ」と感じ、生きる意味を見失ってしまったそうです。

ところがホスピスで暮らすうちに考えが変わり、やがて「こんな自分でも、スタッフは人間として、温かく接してくれる。人間は機械や部品ではない。たとえ役に立たなくても、生きていて良いのだ」と話してくれるようになりました。

もしかしたらみなさんの中にも、「自分は家族の期待に応えられていない」「仕事で成績を上げられていない」「周りに迷惑ばかりかけている」といった思いに苦しんでいる人がいるかもしれません。

しかし、どうか「無力な自分」を責めないでください。

人は誰でも、そこに存在しているだけで、誰かの支えになることができるのです。

また、「自分は無力である」という苦しみからも、必ず学べることがあるはずです。その苦しみとしっかり向き合ったとき、人は「たとえ何もできない自分でも、生きていてよいのだ」と考えられるようになるのではないかと、私は思います。

人は一人では弱いから、命ある限り、支えあっていく

誰かの支えになろうとする人こそ、支えを必要としている

無力な自分を恥じず、受け入れる。

言葉にすると簡単ですが、これはなかなか難しいことです。

私自身、患者さんに対して何もできない自分が情けなくて、「患者さんに会うのが辛い」「逃げ出したい」と思ったことが何度もありました。


それでも何とか逃げ出さずにいられたのは、「支え」があったからです。

病院やクリニックのスタッフ、私の家族、そして患者さんやそのご家族。

周りの人たちが、弱く無力な私を受け入れ、「そこにいていい」「存在していていい」と許してくれている。

そう思えたからこそ、私はこの仕事を続けてこられました。


「誰かの支えになろうとしている人こそ、支えを必要としている」

これは以前、私の講演「いのちの授業」を聴いた高校生が、感想文に書いてくれた言葉です。

その言葉通り、誰かを支えようとしている私こそ、実は一番、支えを必要としているのです。

しかし、もし無力感に悩まされることがなければ、「自分が多くの人に支えてもらっている」ことに気づかなかったかもしれません。

「人の力になれている」「役に立っている」という手応えを感じている間は、その手応えが自分を支えてくれるからです。

物事がうまくいかないとき、壁にぶつかったとき、そして身体が思うように動かなくなったとき、人生の残り時間がわずかであると知ったとき。

そんな苦しいときにこそ、人は本当の自分の姿を知り、自分を支えてくれているものの存在を知るのです。

人は本来、とても弱い生き物です。

でも、誰かと互いに支え合うことで、強くなることができます。

傍目には「多くの人を支えている」ように見える人にも、「自分は一人で頑張ってきた」と思っている人にも、直接的、間接的に支えとなっている人やものが必ず存在するはずです。

みなさんもぜひ一度、「自分の支えとなってくれている存在」に思いをはせてみてください。

その支えこそが、みなさんにとって、かけがえのない財産なのです。

大切な人へ手紙を書くと
死が怖くなくなる

未来へ繋がっていくとわかれば、
身体が滅びても、心は穏やかになる

めぐみ在宅クリニックでは、「ディグニティセラピー」を取り入れています。これは、「人生の中で最も思い出深い出来事」や「大切な人に伝えておきたいこと」など、九つの質問を使って、患者さんにご自分の人生を振り返っていただくというものです。

そして、質問の答えをもとにしながら、スタッフが「大切な人への手紙」を患者さんと共に完成させます。

ディグニティセラピーには、二つの大きな目的があります。

まず一つは、患者さんが、自分自身やご自分の人生について考えるきっかけをつくることにあります。

質問に答えるためには、さまざまな記憶を掘り起こさなければなりませんし、自分一人で考えていてはまとまらない思考も、人に話すことで次第に輪郭がハッキリとしてきます。

その過程で、ご自分が生きてきた意味に気づき、人生を肯定できるようになる方が少なくないのです。

病気であることがわかってから、ずっと「死にたい」と言い続けていた患者さんの表情が、ディグニティセラピーを受けた直後から穏やかになり、「あのとき死なくてよかった」とまで言ってくださった、というケースもあります。

おそらく、その患者さんも、質問に沿って自分の人生を振り返りながら、自分の存在価値を見つけることができたのではないかと私は思います。

また、大切な人たちに伝えたいテーマを考えることで、支えとなってくれている家族や友人などへの感謝の思いが強くなった、とおっしゃる方もいます。

ただ会話をして終わるのではなく、手紙という形にし、より自分の思いに近い内容となるよう修正を重ねるうちに、人生の意味、大切な人への思いがより明確になっていくことはいうまでもありません。

ディグニティセラピーのもう一つの目的は、この手紙を、残される方々の心の支えにしていただくことです。

大切な人が、自分の人生をどうとらえ、自分に何を伝えたかったのか。

それが明確に伝われば、残された方も「故人は本当に幸せだったのだろうか」「悔いや心残りはないだろうか」と、あれこれ悩み、苦しむことが少なくなります。

ディグニティセラピーは、人生最後のときが近づいている人だけでなく、大きな苦しみを抱え、自分や自分の人生を肯定できずにいる人にとっても有効だと私は思います。

九つの質問に沿って導き出した答えをノートに書いてもよいでしょう。以下に質問の内容を記しておきますので、ぜひやってみてください。

【ディグニティセラピーの質問】

- あなたの人生において、特に記憶に残っていることや最も大切だと考えていることとは、どんなことでしょう？　あなたが一番生き生きしていたのは、いつ頃ですか？
- あなた自身について、大切な人に知っておいてほしいこととか、憶えておいてもらいたいことが、何か特別にありますか？
- （家族、職業、地域活動などにおいて）あなたが人生において果たした役割のうち、最も大切なものは、何でしょう？　なぜそれはあなたにとって重要なのでしょう？　あなたはなぜそれを成し遂げたのだと思いますか？

・あなたにとって、最も重要な達成は何でしょうか？　何に一番誇りを感じていますか？

・大切な人に言っておかなければならないと未だに感じていることとか、もう一度話しておきたいことが、ありますか？

・大切な人に対するあなたの希望や夢は、どんなことでしょう？

・あなたが人生から学んだことで、他の人たちに伝えておきたいことは、どんなことですか？　残しておきたいアドバイスないし導きの言葉は、どんなものでしょう？

・将来、大切な人の役に立つように、残しておきたい言葉ないし指示などはありますか？

・この永久記録を作るにあたって、含めておきたいものが他にありますか？

出典：小森康永、ハーベイ・マックスチョチノフ『ディグニティセラピーのすすめ』

第四章

二八〇〇人を看取って
わかったこと

使命感を持って進むとき、道はひらける

使命を持つと将来の不安が消える。
自分の良心に耳を傾け、命の答えを探す

もしかしたら、みなさんの中には、「やりたいことがあるけれども、先のことが不安で、踏み出すことができない」と思っている人がいるかもしれません。

しかし、人が使命感を持って前に進むとき、多くの人から救いの手、自分を支えてくれる手が差し伸べられ、思いがけず道がひらけることがあります。

実は私は、「この年に開業しよう」といった確固たる目標に基づいて「めぐみ在宅クリニック」を開業したわけではありませんでした。

一〇年以上続けた、病院のホスピス病棟の勤務医という就業形態と、「もっと人生の最終段階の医療に携わる人材の育成に取り組みたい」という希望との折り合いがつかず、病院を退職せざるをえなくなり、急遽《きゅうきょ》開業を決めたのです。

当然のことながら、それまで準備などまったくしておらず、私にあったのは、「地域に根ざした緩和ケアを行わなければ」という使命感のみ。

しかし、たまたま条件のいい物件に巡り合い、病院勤務を続けながら限られた時間で準備を行い、四か月ほどで開業にこぎつけることができました。

さらに、開業から四年目には、今後在宅緩和ケアを学びに来るスタッフが増えることを考えると、人在育成の拠点として、もっと大きなテナントが必要だと思うようになりました。

すると、最初のクリニックのすぐ近くに、金額以外の条件がすべて整った、最適な物件が出ていたのです。

その物件は県道沿いの土地つきの建物で、元は自動車のショールームでした。

周囲の人たちはみな「在宅ケア専門のクリニックに、そんなに広いスペースは必要ない」と反対しましたが、私に迷いはありませんでした。

面白いもので、このときも懸念していた問題が次々にクリアされ、道がひらけていきました。

結局、私はその物件を取得してリフォームを行い、クリニックを移転しました。莫大な借金を抱えることにはなりましたが、まったく怖くはありませんでした。私には、「この仕事をするのは、私の使命だ」という思いがあったからです。また、これまで看取りに関わった患者さんたちが味方についていて、信じた道を邁進《まいしん》できるように常に見守って背中を押してくれている。

そんな感覚もありました。

なお、移転したとたん、全国各地から志を同じくするスタッフたちが集まってくるようになりました。

「案ずるより産むが易し」ということわざがありますが、使命感を持ち、「大事な人たちに支えてもらっている」と思えたとき、不思議と道がひらけたり、自分では思いも寄らない力が湧いてきたりすることがある。

それが私の実感です。

死が目前に迫り、意識がなくとも
周りの声は届いている

もし、大切な人を看取るなら、
この世を去るまで語りかけてほしい。
あなたの声に包まれて、穏やかになれるから私は、死が目前に迫った患者さんに対し、ご家族の方や周囲の方から「語りかけ」をしていただくようにしています。

「耳には聞こえていますから、どうぞ声をかけてあげてください」とお願いするのです。

その際、たとえば、患者さんが高齢の男性の場合には、「おじいさんが話せたら、今、息子さんや娘さん、お孫さんに、どのような言葉をかけると思いますか?」とご家族に尋ねます。

もし「おじいちゃんは、『おばあさんをよろしく頼む』『兄弟仲良くやっていけ』と言う気がします」という答えが返ってきたら、「では、『おばあさんのことは任せてください』『兄弟仲良くします』とおじいさんに言ってあげてください。その内容が合っていたら、きっとおじいさんは『そうそう』『そうなんだよ』と頷きますから」と伝えます。

語りかけをお願いするのは、一つには、亡くなられる方と残される方との間に、つながりをつくりたいからです。

こうした訓練をしておくと、患者さんが亡くなったのちも、残された方は、それぞれの心の中で会話をすることができます。

先の例でいうと、ご家族は「おじいさんは今ごろ、どんな思いで僕たちを見ているんだろう」「おばあさんの面倒をみていること、兄弟仲良くしていることを、喜んでくれているだろうか」と、折に触れて考えることができるのです。

そして、先に亡くなった人と、心と心の絆をしっかりと築くことができれば、孤独を感じることはなくなります。

ご自身が苦しいとき、悩んでいるときにも、そのつながりが必ず支えになるはずです。

一方で、語りかけをお願いするのは、患者さんが穏やかな気持ちで最後のときを迎えられるようにするためでもあります。

間もなく命を終えようとしている人が、何を望み、何を聞きたがっているのか。パートナーやお子さん、お孫さんを残していく患者さんなら、「家族のことは心配いらないよ」という言葉かもしれません。

音楽好きな人なら、好きな歌を聴きたがっているかもしれません。

いずれにせよ、別れが近づいていることをただいたずらに悲しむのではなく、最後の瞬間まで相手の気持ちを思いやる。

そうすることが、この世から去っていく人にとって、何よりの支えになり、たとえ意識がなくても、大切な人たちの声と思いは必ず届いている。

私はそう信じています。

夢を持つことは
人間に許された「最高の尊厳」

いい世の中になってほしいと
願うだけで笑顔になれる

未来に希望を抱いたり、将来の夢を描いたりすることは、人が「今」をしっかりと生きていくうえで必要不可欠です。

希望と現実のギャップに苦しみながらも、「明日がある」という思いに支えられて生きている人は、おそらくたくさんいるのではないでしょうか。

しかし、夢が支えとなるのは、健康な人だけではありません。

たとえば、私が以前、看取りに関わったある患者さんは、次のように話してくれました。

「私の孫はまだ小さいんです。せめて孫が私の顔を覚えてくれるまでは生きていたいと思い、辛い抗がん剤治療や手術を受ける覚悟を決めたんです」

その患者さんにとっては、「お孫さんに顔を覚えてほしい」という夢が、闘病生活の支えとなっていたのです。

なお、人生最後の日が迫っている人にとっては、「自分がこの世から去った後の未来」が、今を生きる支えになることがあります。

大学受験を翌年に控えた娘さんを持つある患者さんは、大学生になった娘の姿が見られないことを嘆き、非常に苦しんでいました。

ところが、私と亡くなったご両親についての話をしているうちに、その患者さんは「自分がいつも、両親に見守られている、と感じている」ことに思い当たりました。そして「私も天国から、大学生になった娘の姿を見ることができるのですね」と笑顔を見せてくれるようになったのです。

また、がんが進行し、主治医から「これ以上の治療は難しい」と、私が勤めていたホスピス病棟を紹介されたある患者さんは、最初のうち、「残された時間は限られているし、生きていても意味がない」と言っていました。

しかし、ホスピスのスタッフに自分の思いを話すうちに、少しずつ気持ちが変化していったのでしょう。

「病気になって苦しむ中で気づいた、家族の大切さ、人の優しさを若い人に伝えたい」と、文章に残すことを決めたのです。

「自分が死んだ後でも、人生で学んだ大切なことを伝えることができる。こんな嬉しいことはありません」と、その患者さんは目を輝かせていました。

「たとえ明日、世界が滅亡しようとも今日私はリンゴの木を植える」と言ったのはルターですが、どんなに絶望的な状況にあっても、将来の夢を持つこと。

それは人間に許された大切な、そして最高の尊厳だと、私は思います。

人は後悔せずには生きられない

一人で悩まず、一度で決めず、
悩んで最善を選ぶこと

死を目前に控えた患者さんのご家族は、さまざまな意思決定を迫られます。

食事をとれなくなった方に胃ろうを作るかどうか。

病院での治療を望むか、在宅でのケアを望むか。

結果がわかった状態で選べることはほとんどなく、どの道を選んでも、ご家族は「選択は正しかったのだろうか」と、少なからず後悔します。


たとえば、ある患者さんは、六〇歳のときに末期のすい臓がんが見つかり、医者から「抗がん剤による治療を受けますか？　それとも、治療をせずに過ごしますか？」と尋ねられました。

ご家族は「少しでも可能性があるならば、治療を受けてほしい」と言いましたが、ご本人は「治る見込みが薄い治療で身体を痛めつけ、苦しむよりも、安らかにこの世を去りたい」と考えたそうです。

その患者さんは結局、ホスピスで暮らすことになり、亡くなる前に、私にこう話してくれました。

「治療を拒否したとき、家族からは反対されましたが、ここでスタッフのみなさんに温かく接してもらえたし、家族とも幸せな時間を過ごせました。ホスピスを選んで良かったと思っています」


もしかしたらご家族には、「治療を続けるよう、もっと説得すればよかった」という思いが、多少なりとも残っているかもしれません。

しかし、患者さんご本人が「人生最後の日々を穏やかに過ごせた」という事実こそが一番大事なのではないかと、私は思います。

人は、「絶対に後悔しない道」を選ぶことはできません。

「後悔がもっとも少ないと思われる道」を選ぶしかないのです。


なお、みなさんの中には、家族との関係がうまくいっていない、という人もいるかもしれません。

親との関係がうまくいかない。

ひかれあって結婚したけれども、別の道を歩くことになってしまった。

どうしても、子どもを愛することができない。

家族だからこそ強い葛藤が生まれ、人生を左右しかねないほどの苦しい選択を迫られることもあるでしょう。

確かに、家族は大切です。

しかし家族といえども、それぞれ別の人格の持ち主でもあります。

これまで、「支え」についていろいろと述べてきましたが、人生において家族が支えになることもあれば、ならないこともあります。

何が支えになるかは、人によってまったく異なるのです。

肉体が死に向けて、きちんと準備を整えてくれる

老いや病気は、辛いことではない。
あなたを心豊かにする友と思えばいい

みなさんは、多かれ少なかれ、死というものに恐怖心を抱いていると思います。

当然のことながら、死を経験した人は誰もいません。

また、医療の進歩や核家族化などにより、現代人は昔に比べて、死に接する機会が減ったといわれています。

正体のわからないものに、人は不安を覚えるものです。

しかし、一度、老衰などにより自然な形で最期を迎えた人を看取ると、多くの人は、死が非常に穏やかであることに驚き、恐怖心を手放します。

草花がゆっくりと枯れて、最後は土に還っていくように、本来、人間の死とは、とても静かなものなのです。

穏やかな死は、おおむね、次のような形で訪れます。まず、歩ける距離が少しずつ短くなり、ベッドや布団で過ごす時間が長くなります。

次に、食事量が減っていき、昼間でも寝ている時間のほうが長くなっていきます。

赤ん坊が大きくなるのとは、反対の道筋をたどるわけです。

やがて、死が間近に迫ってくると、呼吸が浅くなって回数も減り、意識のない状態が長く続いたのちに、ひっそりと息を引き取ります。

ドラマや映画などでは、よく亡くなる人が死の間際まで意識を保ち、話をしていますが、そのようなケースはほとんどありません。


なお、何人もの患者さんを看取るうちに、私は食事の量や起きている時間、呼吸の状態などから、残された時間があとどれくらいなのか、おおよその予測がつくようになりました。

たとえば以前、ある末期がんの患者さんの看取りに関わったことがあります。

その患者さんは、一か月前には、食事は家族と同じ量を召し上がっていて、車を運転して会社に行くことができていたそうです。

しかし、私が初めてご自宅に伺ったときには、患者さんは歩くことができなくなっていて、食事もほぼ水分だけとなっていました。

こうした身体の状態から、私は残された時間が少ないと判断し、ご家族に「早ければ一、二週間以内にお迎えがくると思います。もう少し時間が経てば会話もままならなくなりますから、伝えたいことは、今のうちに伝えてあげてください」とお話ししました。

最初のうちはなかなか信じていただけなかったのですが、患者さんは八日後、眠るように静かに息を引き取りました。

もちろん、人それぞれ個性が違うように、亡くなり方も一人ひとり異なります。全員が穏やかな死を迎えられるわけではなく、残念ながら、不慮の死を遂げられる方もいます。

しかし多くの場合は、肉体が死に向けて、きちんと準備を整えてくれるのです。

死生観は自分ひとりのもの

自分の命が終わるときは、
大切な人へ祈りを捧げればいい

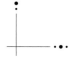

私は「人は亡くなった後、天国にいく」「死は人生の通過点にすぎない」と思っています。

これはあくまでも、クリスチャンである私の死生観であり、異なる考えを抱いている方もいらっしゃるでしょう。

しかし、どのような死生観を持っていようと、「肉体がこの世を去った後も、その人の存在は家族や周囲の人の心の中で生き続ける」という事実は変わりません。

たとえば、以前、とても仲の良いご夫婦の、奥さんを看取ったことがあります。

ご主人は奥さんに常に優しく接し、身の回りの世話もかいがいしくしていました。

その分、奥さんが亡くなったあとのご主人のことが、私には気になっていました。

そこで、ご遺族の方が語り合う「わかち合いの会」にお誘いしたのですが、最初のうちは何も手につかず、身なりや食事などにもあまり気を遣ってはいない様子で、以前のような笑顔も見られませんでした。

ところが、四回目に参加されたとき、ご主人の様子が明らかに変わっていました。顔色も良く、しゃべる声にも張りがあります。

変化の理由について、ご主人は次のように話してくれました。


奥さんが亡くなってから、ご主人は料理する気も起こらず、スーパーの出来合いの総菜ばかり買っていました。

そんなある日、やはりスーパーの総菜売り場で迷っていると、ふと、「そんなものばかり食べていたら、身体を壊すわよ」という奥様の怒る声が聞こえた気がしたそうです。

それ以来、何か買おうとするたびに、あるいは何かしようとするたびに、ご主人は「女房は何と言うかな」と考えるようになりました。

亡くなったあとも、奥さんはご主人の中で生き続けており、ご主人は「自分は一人ではない」と確信することができました。

その思いが、ご主人が生活を立て直す力となったのです。


また、別の女性の患者さんには、二人の小学生の娘さんがいました。

「幼い娘たちを残してこの世を去るのが、心配で仕方がない」と言うその患者さんに、私は次のように尋ねました。

「あなたにとって、お母さまはどのような存在だったのですか？」

それに対する彼女の答えは、「いつも私のことを一番に考えてくれる、大好きな母でした。今でも、近くで私のことを見守ってくれているような気がしてなりません」というものでした。

次に私が「では、お母さまは、今のあなたに何と声をかけてくれるでしょうね」と質問すると、彼女は「『いつまでくよくよして、下ばかり向いているの！』って、怒られてしまうかもしれません」と答えたのです。

そこで私は言いました。

「あなたも同じではないですか？　いつでも娘さんたちのそばにいて、優しい言葉をかけたり、ときに叱ったりできるのではないですか？」


この会話を通して、患者さんは、「たとえ肉体はこの世から去っても、自分という存在は娘たちの近くに居続けられる」と気づいたそうです。

そして後日、「死を恐れる気持ちが和らぎました」と、穏やかな表情で話してくれました。


死生観は人によって異なりますし、もちろん私は、みなさんに自分の考えを押しつける気はありません。

ただ、「亡くなった人も、ずっとそばで見守ってくれている」「この世を去ったあとも、自分の存在や思い、言葉は、人の心の中に生き続ける」と考えてほしいと思います。

求めよ、さらば与えられん。
探せよ、さらば見つからん。
叩けよ、さらば開かれん。

『新約聖書』に出てくる有名な言葉なので、知っている方も多いでしょう。どんな苦難があっても、たとえ自身の死に向かっていく日々であろうと、穏やかで幸せであろうとさえすれば、道は開けます。

私たちは、誰しもが幸せな時を生き、満足できる最後を迎えることができるのです。

おわりに

今、日本は「多死社会」を迎えつつあります。

厚生労働省の調査によると、一九九〇年ごろまでは七〇万人前後で推移していた年間の死亡者数が、二〇〇三年には一〇〇万人を超え、二〇一五年には一三〇万人（推計数）に達しています。

また、二〇二五年ごろまでに団塊の世代が後期高齢者に達することで、介護費や医療費が急増する、いわゆる「二〇二五年問題」が懸念されていますが、死亡者数もさらに増えていくのではないかと思われます。

一方で病床数は緩やかに減りつつあり、全国の病床数は、約一三五万床。

さらに政府は二〇一五年六月、医療費の増加を抑えるため、二〇二五年時点の病床数を一一五～一一九万床に減らす目標を示しました。

在宅診療や、自宅での「看取り」へのニーズは、ますます高まっていくのではないかと思います。

しかし、残念ながら、看取りにどう関わるかについて、わかりやすく伝えることができる医療者は、ほとんどいません。

私が一〇年ほど前に、「めぐみ在宅クリニック」を開院したのは、「地域に根ざした緩和ケアを行わなければ」という使命感に加え、「人材育成に取り組みたい」という思いがあったからです。

そのため、「エンドオブライフ・ケア協会」やプロジェクトを立ち上げ、人生の最終段階を迎える人や、その家族への援助ができる人材の育成に取り組んできましたが、まだまだするべきことはたくさんあると感じています。

人生の最終段階の医療に携わるのは、決して簡単なことではありません。

本文中にも書きましたが、苦しみと向き合う患者さんに対する、医療というもののあまりの無力さ、自分の無力さを痛感し、逃げ出したくなったこともありました。

けれども一方で、こんな魅力的な仕事はないと、私は思います。

今まで苦しみのあまり、「早く死んでしまいたい」と思っていた人にも、「生きていて良かった」と笑顔になってもらえる可能性があるからです。

そして私は、苦しみの中で患者さんが自分の生きてきた意味、自分を支えてくれるものの存在に気づき、いのちを輝かせるのを何度も目の当たりにしてきました。

「人生最後のとき」に関わることは、人生の本当の意味を知ることでもあります。


今後、志を同じくする在宅ケアのプロがたくさん育つこと、医療や血縁といった枠を超え、人々がお互いに支え合うという文化がさらに育まれること、その中で、人生最後のときを迎えた方がみな、穏やかに生きられるようになることを、願ってやみません。

最後に、いつも私を支えてくれている妻の幸子や子どもたち、いつも天国で応援してくれている亡き父、めぐみ在宅クリニックのスタッフたち、お別れしてきた多くの患者さんとそのご家族、ここには紹介しきれないたくさんの方々に、心から感謝申し上げます。

小澤竹俊

今日が
人生最後の日だと
思って生きなさい

発行日　2016年2月2日　第1刷
発行日　2016年3月19日　第7刷

著者　小澤竹俊

デザイン　轡田昭彦＋坪井朋子
編集協力　今富夕起、村本篤信
校正　荒井順子
カバーイラスト　©Asterisk/amanaimages
制作協力　松井洋一

編集担当　小林英史、栗田亘
営業担当　石井耕平
営業　丸山敏生、増尾友裕、熊切絵理、菊池えりか、伊藤玲奈、網脇愛、櫻井恵子、吉村寿美子、田邊曜子、矢橋寛子、大村かおり、高垣真美、高垣知子、柏原由美、菊山清佳、大原桂子、矢部愛、寺内未来子
プロモーション　山田美恵、浦野稚加
編集　柿内尚文、杉浦博道、舘瑞恵、澤原昇、辺土名悟
編集総務　鵜飼美南子、髙山紗耶子、高橋美幸
メディア開発　中原昌志、池田剛
講演事業　斉藤和佳、高間裕子
マネジメント　坂下毅
発行人　高橋克佳

発行所　株式会社アスコム

〒105-0002
東京都港区愛宕1-1-11　虎ノ門八束ビル
編集部　TEL：03-5425-6627
営業部　TEL：03-5425-6626　FAX：03-5425-6770

印刷・製本　中央精版印刷株式会社

Printed in Japan ISBN 978-4-7762-0895-2